U0237349

中国结核病防治
工作技术考核手册

中国疾病预防控制中心结核病预防控制中心　组织编写

刘剑君　王　辰　主　审

徐彩红　陈明亭　赵雁林　主　编

夏愔愔　张　慧　李燕明　副主编

人民卫生出版社

·北京·

图书在版编目（CIP）数据

中国结核病防治工作技术考核手册 / 中国疾病预防
控制中心结核病预防控制中心组织编写 . —北京：人民
卫生出版社，2021.5（2022.3 重印）

ISBN 978-7-117-31487-9

Ⅰ. ①中… Ⅱ. ①中… Ⅲ. ①结核病 —预防（卫生）—
卫生工作 —中国 —手册 Ⅳ. ①R520.1-62

中国版本图书馆 CIP 数据核字（2021）第 079303 号

人卫智网	www.ipmph.com	医学教育、学术、考试、健康，
		购书智慧智能综合服务平台
人卫官网	www.pmph.com	人卫官方资讯发布平台

中国结核病防治工作技术考核手册
Zhongguo Jiehebing Fangzhi Gongzuo Jishu
Kaohe Shouce

组织编写：中国疾病预防控制中心结核病预防控制中心
出版发行：人民卫生出版社（中继线 010-59780011）
地　　址：北京市朝阳区潘家园南里 19 号
邮　　编：100021
E - mail：pmph @ pmph.com
购书热线：010-59787592　010-59787584　010-65264830
印　　刷：北京盛通商印快线网络科技有限公司
经　　销：新华书店
开　　本：710×1000　1/16　　**印张：**2
字　　数：29 千字
版　　次：2021 年 5 月第 1 版
印　　次：2022 年 3 月第 2 次印刷
标准书号：ISBN 978-7-117-31487-9
定　　价：22.00 元
打击盗版举报电话：010-59787491　**E-mail：**WQ @ pmph.com
质量问题联系电话：010-59787234　**E-mail：**zhiliang @ pmph.com

《中国结核病防治工作技术考核手册》
编写委员会

主　审　刘剑君　王　辰

主　编　徐彩红　陈明亭　赵雁林

副主编　夏愔愔　张　慧　李燕明

编　者（以姓氏笔画为序）

于艳玲	马　玛	马永成	马丽萍	马斌忠	王　庆	王　辰
王　倪	王　健	王　璞	王巧智	王仕昌	王希江	王贵强
王胜芬	王晓林	王晓萌	王新旗	王黎霞	方　群	方向群
尹　梅	邓云峰	邓国防	卢水华	叶　枫	叶贤伟	申阿东
白丽琼	邝浩斌	司红艳	成　君	成诗明	同重湘	朱　柏
朱　敏	朱国峰	任　易	任寿安	刘　洁	刘　磊	刘二勇
刘小秋	刘宇红	刘剑君	刘晓菊	刘晓清	刘健雄	刘海鹰
刘辉国	闫兴录	安纪红	许　琳	阮云洲	孙　峰	孙定勇
孙彦波	苏晓丽	杜　昕	杜　建	李　亮	李　涛	李　琦
李仁忠	李月华	李发滨	李华茵	李进岚	李国保	李惠民
李燕明	杨　汀	杨坤云	杨枢敏	杨国儒	杨修军	杨高怡
肖和平	吴　浩	吴　琦	吴成果	吴晓光	吴晓虹	吴海洪
吴雪琼	何志义	何金戈	何爱伟	佟训靓	余卫业	谷　丽
沙　巍	沈　鑫	初乃惠	迟春花	张　方	张　帆	张　伟
张　侠	张　玲	张　捷	张　慧	张天华	张云辉	张文宏
张立群	张宗德	张修磊	张晓菊	陆　伟	陈　伟	陈　闯

陈　宏　　陈　亮　　陈　娟　　陈　彬　　陈　静　　陈丽萍　　陈海峰
范月玲　　范洪伟　　林明贵　　林淑芳　　罗兴雄　　竺丽梅　　金　锋
周　林　　周　琳　　周丽平　　周宝桐　　郑建刚　　房宏霞　　居　阳
屈　燕　　赵东阳　　赵红心　　胡代玉　　胡冬梅　　钟　球　　段鸿飞
侯双翼　　姚　欣　　姚　嵩　　贺建清　　贺晓新　　袁燕莉　　夏　岚
夏　辉　　夏书月　　顾　瑾　　高　谦　　高　磊　　高志东　　高雨龙
高孟秋　　高微微　　高静韬　　唐　益　　黄　飞　　黄海荣　　黄朝林
梅　建　　曹　彬　　崔晓敬　　梁大斌　　梁建琴　　屠德华　　董　亮
蒋轶文　　程齐俭　　鲁辛辛　　谢宝松　　路希维　　谭卫国　　谭云洪
谭耀驹　　操乐杰

近年来,我国结核病发病率呈现稳步下降的趋势,从 2010 年的 78/10 万下降到 2019 年的 58/10 万,年递降率约为全球的 2 倍,但结核病防治整体形势仍很严峻,防控形势复杂。

及早发现、规范治疗并治愈结核病、控制传染源、加强规范诊疗和全程管理是结核病防治的关键。从结核病诊疗路径来看,我国结核病还存在诸多有待改善的技术环节:一是诊断规范性方面,我国病原学阳性率一直处于较低水平;二是结核病治疗规范性方面,许多医院仍存在不规范用药、过度医疗服务现象;三是肺结核患者闭环管理尚未形成,患者关怀亟待加强。为此,需要针对结核病防治链条的各个环节加强质量控制,提升工作质量,从而促进结核病防治事业健康发展。

中国疾病预防控制中心结核病预防控制中心邀请了国内呼吸系统疾病、感染性疾病及结核病防治等领域具备精深专业知识和丰富实践经验的顶级专家编写制定了本手册,以协助疾病预防控制机构(以下简称“疾控机构”)加强对医疗机构和基层医疗卫生机构的管理和考核,提高综合医疗机构快速甄别结核病患者的意识和能力、定点医疗机构结核病诊疗能力、基层医疗机构患者治疗管理和服务能力,以及疾控机构综合质量控制能力。

本书可供各级各类结核病防治机构在开展结核病综合质量控制过程中参考使用,将有助于尽快贯彻落实《遏制结核病行动计划(2019—2022)》和《中国结核病预防控制工作技术规范(2020 年版)》要求,遵循健康中国思想,确保各地强化落实各项防治措施,全面加强结核病防治工作,控制全国结核病疫情。

感谢国家卫生健康委国际交流与合作中心 - 中国疾病预防控制中心及强生战略合作伙伴项目“探索提高贫困地区肺结核发现水平项目”对本书出版经费的支持。

编 者
2021 年 2 月

目 录

一、目的

为贯彻落实《遏制结核病行动计划（2019—2022）》和《中国结核病预防控制工作技术规范（2020年版）》，充分发挥疾控机构对医疗机构和基层医疗卫生机构的管理和考核作用，强化落实各项防治措施，全面加强结核病防治工作，降低全国结核病发病率，特制定本手册。

二、对象与方法

本考核手册主要用于上级疾控机构对下级疾控机构，疾控机构对辖区内开展结核病防控工作的医院、基层医疗卫生机构进行管理和考核。疾控机构对辖区内医疗机构和所辖基层机构的考核采用年度考核，也可根据实际情况调整。本考核手册也可用各级各类开展结核病防治工作的医疗卫生机构常规开展自查使用。

考核数据主要来源于常规数据和现场考核数据。通过考核结核病防治核心指标完成情况来反映结核病防治工作开展质量和效果。对各级各类机构相关指标完成情况进行评分，并将各机构的综合评分作为该地区的考核结果。

三、考核内容和指标

针对各级医疗机构、疾控机构以及基层医疗卫生机构在结核病防治工作中承担的主要职责完成情况进行考核。其中针对定点医疗机构的核心指标共 9 个,针对疾控机构的核心指标共 9 个,针对非定点医疗机构的核心指标 8 个,针对基层医疗卫生机构的核心指标 2 个,合计 28 个指标,考核指标名称和目标值见附件 1,具体考核内容和指标定义如下。

(一)定点医疗机构

1. 县(区)级定点医疗机构　县(区)级定点医疗机构主要负责开展普通结核病患者的诊断、登记报告、治疗和随访管理服务。对就诊患者开展影像学、细菌学和分子生物学检查,及时准确诊断肺结核患者。对确诊肺结核患者按照诊疗规范、临床路径等有关技术指南的要求,进行规范化治疗。建立疑难和重症患者向上级结核病定点医疗机构的转诊机制以及与属地疾控机构的信息沟通机制。

对县(区)级定点医疗机构考核的核心指标包括:

指标 DH-1:肺结核患者病原学阳性率

定义:指一定时期内,该机构登记的肺结核患者(不包含单纯结核性胸膜炎)中病原学阳性患者的比例。病原学阳性包括涂片阳性、培养阳性或分子生物学阳性。(现场核查样表见附件 2.1)

计算公式:

$$肺结核患者病原学阳性率 = \frac{登记病原学阳性患者数}{同期登记患者数} \times 100\%$$

说明:该指标同样适用于结核病非定点医疗机构。

指标 DH-2:利福平敏感/未知病原学阳性肺结核患者标准抗结核治疗方案使用率

定义:指一定时期内,该机构登记的利福平敏感/未知病原学阳性肺结核患者中采用标准抗结核治疗方案的患者比例。(现场核查样表见附件 2.2)

计算公式:

$$\begin{matrix}利福平敏感/未知病原\\学阳性肺结核患者标准\\抗结核治疗方案使用率\end{matrix} = \frac{采用标准抗结核治疗方案的患者数}{\begin{matrix}利福平敏感/未知病原学阳性\\肺结核患者总数\end{matrix}} \times 100\%$$

指标 DH-3：门诊治疗肺结核患者随访检查率

定义：指一定时期内,该机构门诊治疗肺结核患者按要求进行治疗随访检查的比例。(现场核查样表见附件 2.3)

计算公式：

$$\frac{\text{门诊治疗肺结核}}{\text{患者随访检查率}} = \frac{\text{按要求进行随访检查的患者数}}{\text{门诊治疗肺结核患者总数}} \times 100\%$$

指标 DH-4：肺结核患者成功治疗率

定义：指一定时期内,该机构治愈和完成治疗的肺结核患者占登记肺结核患者的比例。(现场核查样表见附件 2.4)

计算公式：

$$\text{肺结核患者成功治疗率} = \frac{\text{治愈和完成治疗的肺结核患者数}}{\text{肺结核患者登记数}} \times 100\%$$

指标 DH-5：肺结核患者登记管理率

定义：指一定时期内,该机构填报结核病监测系统的肺结核患者数,占其同期发现肺结核患者数的比例。医疗机构同期发现肺结核患者是指门诊、住院部等科室登记的患者。(现场核查样表见附件 2.5)

计算公式：

$$\text{肺结核患者登记管理率} = \frac{\text{结核病监测系统登记的患者数}}{\text{该机构诊断的肺结核患者总数}} \times 100\%$$

2. 省级和地(市)级定点医疗机构

省级结核病定点医疗机构主要开展疑难、重症及耐药结核病患者的诊断、登记报告、治疗和随访管理服务。对所有病原学阳性肺结核患者开展传统或分子生物学药物敏感性试验,及时准确诊断耐药肺结核患者。对确诊肺结核患者按照诊疗规范、临床路径等有关技术指南的要求,进行规范化治疗。建立与下级结核病定点医疗机构的患者转诊以及与属地疾控机构的信息沟通机制。

省级和地(市)级定点医疗机构的考核指标在县(区)级指标的基础上增加以下核心指标：

指标 DH-6：病原学阳性肺结核患者耐药筛查率

定义：指一定时期内，该机构登记的病原学阳性肺结核患者开展耐药检测的比例。（现场核查样表见附件 2.6）

计算公式：

$$\text{病原学阳性肺结核患者耐药筛查率} = \frac{\text{开展耐药检测的病原学阳性肺结核患者数}}{\text{登记的病原学阳性肺结核患者数}} \times 100\%$$

说明：如果开展固体或液体药敏试验，分母不包括培养阴性的患者。

指标 DH-7：利福平耐药肺结核患者接受治疗率

定义：指一定时期内，该机构接受治疗的利福平耐药患者数占同期确诊利福平耐药患者数的比例。（现场核查样表见附件 2.7）

计算公式：

$$\text{利福平耐药肺结核患者接受治疗率} = \frac{\text{接受治疗的利福平耐药肺结核患者数}}{\text{发现的利福平耐药肺结核患者数}} \times 100\%$$

指标 DH-8：利福平耐药肺结核患者初始规范治疗率

定义：指一定时期内，该机构初始接受规范化治疗方案的利福平耐药患者占同期接受治疗的利福平耐药患者的比例。（现场核查样表见附件 2.8）

计算公式：

$$\text{利福平耐药肺结核患者初始规范治疗率} = \frac{\text{接受规范化治疗的利福平耐药肺结核患者数}}{\text{接受治疗的利福平耐药肺结核患者数}} \times 100\%$$

说明：规范化治疗方案指短疗程按照我国《中国结核病预防控制工作规范（2020 年版）》中化疗方案指导原则所制订的方案。长疗程有效药物需达到 4 种及以上。

指标 DH-9：利福平耐药肺结核患者出院转诊率

定义：指一定时期内，该机构出院的利福平耐药肺结核患者信息传达到疾控机构的比例。（现场核查样表见附件 2.9）

计算公式：

$$\text{利福平耐药肺结核患者出院转诊率} = \frac{\text{信息转诊到疾控机构的利福平耐药肺结核患者数}}{\text{出院的利福平耐药肺结核患者总数}} \times 100\%$$

(二) 疾控机构

1. **县 (区) 级疾控机构** 县 (区) 级疾控机构牵头负责管理辖区内结核病防治工作,对开展结核病防控工作的医院、基层医疗卫生机构进行管理、指导和考核。组织开展对病原学阳性肺结核患者密切接触者、65 岁以上老年人、糖尿病患者、人类免疫缺陷病毒感染者 /获得性免疫缺陷综合征患者 (HIV 感染者 /AIDS 患者) 等重点人群的主动筛查;组织对结核病潜伏感染者开展预防性服药工作;开展肺结核或疑似肺结核患者及其密切接触者的追踪以及辖区内实验室的质量控制;做好学校结核病防控、流动人口属地化管理和跨区域管理机制;开展领导倡导和健康促进工作等。

指标 C-1 : 病原学阳性肺结核患者密切接触者筛查率

定义:指一定时期内,该地区对新登记的病原学阳性肺结核患者的密切接触者进行结核病筛查的人数占密切接触者总数的比例。(现场核查样表见附件 2.10.1 和附件 2.10.2)

计算公式:

$$\text{病原学阳性肺结核患者密切接触者筛查率} = \frac{\text{接受筛查的密切接触者人数}}{\text{密切接触者总人数}} \times 100\%$$

说明:65 岁以上老年人、糖尿病患者、HIV 感染者 /AIDS 患者、学校肺结核患者等重点人群的筛查率参照此指标进行考核。

指标 C-2 :HIV 感染者开展结核病检查比例

定义:指一定时期内,该地区进行结核病检查的患者数占本期间内新检出 HIV 感染者总数的比例。

计算公式:

$$\text{HIV 感染者开展结核病检查比例} = \frac{\text{进行结核病检查的患者数}}{\text{HIV 阳性患者总数}} \times 100\%$$

说明:接受结核病检查人数是指影像学检查或者结核病病原学检查,任做一项或两项全做的人数,不是人次数。

指标 C-3 : 重点人群接受预防性服药的比例

定义:指一定期间内,该地区开始结核病预防性治疗的重点人群占本

期间内所有重点人群的比例。(现场核查样表见附件 2.11)

计算公式:

$$重点人群接受预防性服药的比例 = \frac{接受预防性服药的重点人群数}{重点人群总数} \times 100\%$$

说明:重点人群主要包括 5 岁以下与活动性肺结核密切接触的儿童、HIV 感染者 /AIDS 患者、与活动性肺结核患者密切接触的学生等。

指标 C-4 : 报告肺结核患者和疑似肺结核患者总体到位率

定义:指一定时期内,通过医疗卫生机构转诊和疾控机构追踪到位的和其他情况下到位的肺结核患者和疑似肺结核患者占应转诊的肺结核患者和疑似肺结核患者的比例。(现场核查样表见附件 2.12)

计算公式:

$$报告肺结核患者和疑似肺结核患者总体到位率 = \frac{报告肺结核患者和疑似肺结核患者到位人数}{应转诊的肺结核患者和疑似肺结核患者数} \times 100\%$$

说明:应转诊的患者数 = 查重后报告患者数 − 住院患者数 + 以前报告、该期间出院患者数。

指标 C-5 : 学校肺结核单病例预警信号响应及时率

定义:指一定时期内,该地区在收到预警信号后 24 小时内完成响应工作的信号数,占同期发送的全部预警信号数的比例。(现场核查样表见附件 2.13)

计算公式:

$$学校肺结核单病例预警信号响应及时率 = \frac{24 小时内完成响应的信号数}{发送的预警信号总数} \times 100\%$$

2. 省级和地(市)级疾控机构 省级和地(市)级疾控机构牵头负责管理辖区内结核病防治工作,对开展结核病防控工作的医院进行管理、指导和考核。组织对重点人群开展主动筛查;对潜伏感染者开展预防性服药工作;组织开展肺结核或疑似肺结核患者及其密切接触者的追踪以及辖区内实验室的质量控制;做好学校结核病防控、流动人口属地化管理和跨区域管理机制;开展领导倡导和健康促进工作等。省级和地(市)级疾控机构的考核指标在县(区)级指标的基础上增加以下核心指标:

指标 C-6：表型药敏试验熟练度测试覆盖比例

定义：指一定时期内，该地区参加表型药敏试验熟练度测试的实验室数量占具备表型药敏试验的能力的实验室总数的比例。（现场核查样表见附件 2.14）

计算公式：

$$\frac{\text{表型药敏试验熟练}}{\text{度测试覆盖比例}} = \frac{\text{参加表型药敏试验熟练度测试的实验室数量}}{\text{具备表型药敏试验能力的实验室总数}} \times 100\%$$

说明：此指标仅针对省级，分母数据来源于结核病信息系统内填报的机构能力，分子数据来源于每年表型药敏试验熟练度测试结果通报。

指标 C-7：结核分枝杆菌核酸检测能力验证覆盖比例

定义：指一定时期内，该地区参加结核分枝杆菌核酸检测能力验证的实验室数量占具备结核分枝杆菌核酸检测能力的实验室总数的比例。（现场核查样表见附件 2.15）

计算公式：

$$\frac{\text{结核分枝杆菌}}{\text{核酸检测能力}} = \frac{\text{参加结核分枝杆菌核酸检测能力验证的实验室数量}}{\text{具备结核分枝杆菌核酸检测能力的实验室总数}} \times 100\%$$

说明：此指标仅针对省级，分母数据来源于结核病信息系统内填报的机构能力，分子数据来源于每年结核分枝杆菌核酸检测能力验证结果通报。

指标 C-8：结核分枝杆菌耐药基因快速检测能力验证覆盖比例

定义：指一定时期内，该地区参加结核分枝杆菌耐药基因快速检测能力验证的实验室数量占具备结核分枝杆菌耐药基因快速检测能力的实验室总数的比例。（现场核查样表见附件 2.16）

计算公式：

$$\frac{\text{结核分枝杆菌耐药}}{\text{基因快速检测能力}} = \frac{\text{参加结核分枝杆菌耐药基因快速检测能力验证的实验室数量}}{\text{具备结核分枝杆菌耐药基因快速检测能力的实验室总数}} \times 100\%$$

说明：此指标仅针对省级，分母数据来源于结核病信息系统内填报的机构能力，分子数据来源于每年结核分枝杆菌耐药基因快速检测能力验证结果通报。

指标 C-9：痰涂片镜检盲法复检覆盖率

定义：指一定时期内，该地区参加盲法复检的实验室数量占辖区内开展痰涂片镜检的实验室总数的比例。（现场核查样表见附件 2.17）

计算公式：

$$\text{痰涂片镜检盲法复检覆盖率} = \frac{\text{规范参加盲法复检的实验室数量}}{\text{开展痰涂片镜检的实验室总数}} \times 100\%$$

说明：数据来源于每年常规开展的盲法复检汇总及反馈表。

（三）非定点医疗机构

非定点医疗机构医务人员要提高对肺结核可疑症状者的认知和识别意识，提高对肺结核高危患者的筛查。开展普通结核病患者的诊断、登记报告。

对非定点医疗机构考核的核心指标包括：

指标 GH-1：肺结核患者和疑似肺结核患者报告率

定义：指一定时期内，医疗机构填报传染病报告卡的肺结核患者和疑似肺结核患者数，占其同期发现肺结核患者和疑似肺结核患者数的比例。医疗机构同期发现肺结核患者和疑似肺结核患者，是指门诊、住院部等科室登记的患者。（现场核查样表见附件 2.18）

计算公式：

$$\text{肺结核患者和疑似肺结核患者报告率} = \frac{\text{网络报告肺结核患者和疑似肺结核患者数}}{\text{同期发现肺结核患者和疑似肺结核患者数}} \times 100\%$$

指标 GH-2：肺结核患者和疑似肺结核患者转诊率

定义：指一定时期内，某地区非定点医疗机构开具的肺结核患者和 / 或疑似肺结核患者转诊单数，占同期医疗机构进行网络报告肺结核患者和 / 或疑似肺结核患者数的比例。（现场核查样表见附件 2.18）

计算公式：

$$\text{肺结核患者和疑似肺结核患者转诊率} = \frac{\text{非定点医疗机构开具转诊单患者数}}{\text{医疗机构网络报告应转诊患者数}} \times 100\%$$

指标 GH-3：单侧胸腔积液住院患者行结核病检查的比例

定义：指一定时期内，所有单侧胸腔积液住院患者行结核病检查（主要包括胸腔积液或胸膜组织病理行抗酸杆菌涂片、结核分枝杆菌培养或结核分枝杆菌核酸检测等）的人数占同期单侧胸腔积液住院患者总数的比例。（现场核查样表见附件 2.19）

计算公式：

$$\text{单侧胸腔积液住院患者行结核病检查的比例} = \frac{\text{单侧胸腔积液住院患者行结核病检查的人数}}{\text{单侧胸腔积液住院患者总数}} \times 100\%$$

指标 GH-4：咯血住院患者行结核病检查的比例

定义：指一定时期内，所有咯血住院患者行结核病检查（主要包括抗酸杆菌涂片、结核分枝杆菌培养或结核分枝杆菌核酸检测）的人数占同期咯血住院患者总数的比例。（现场核查样表见附件 2.20）

计算公式：

$$\text{咯血住院患者行结核病检查的比例} = \frac{\text{咯血住院患者行结核病检查的人数}}{\text{咯血住院患者总数}} \times 100\%$$

指标 GH-5：拟长期应用全身糖皮质激素的患者治疗前行结核病筛查的比例

定义：指一定时期内，所有拟长期应用全身糖皮质激素患者治疗前行结核相关筛查［包括胸部影像学及结核相关免疫学检查（包括结核菌素皮肤试验或 γ-干扰素释放试验）或结核病原学检查（包括抗酸杆菌涂片、结核分枝杆菌培养或结核分枝杆菌核酸检测）］的人数占同期拟长期应用全身糖皮质激素的患者总数的比例。（现场核查样表见附件 2.21）

计算公式：

$$\text{拟长期应用全身糖皮质激素的患者治疗前行结核病筛查的比例} = \frac{\text{拟长期应用全身糖皮质激素的患者治疗前行结核病筛查的人数}}{\text{拟长期应用全身糖皮质激素的患者总数}} \times 100\%$$

说明：长期应用全身糖皮质激素定义为使用泼尼松 10mg/d 或其等效剂量，超过 30 天。

指标 GH-6：拟应用免疫抑制药物的患者治疗前行结核病筛查的比例

定义：指一定时期内，所有拟应用免疫抑制药物的患者治疗前行结核相关筛查[包括胸部影像学及结核相关免疫学检查（包括结核菌素皮肤试验或 γ-干扰素释放试验）或结核病原学检查（包括抗酸杆菌涂片、结核分枝杆菌培养或结核分枝杆菌核酸检测）]的人数占同期拟应用免疫抑制剂的患者总数的比例。（现场核查样表见附件 2.22）

计算公式：

$$\text{拟应用免疫抑制药物的患者治疗前行结核病筛查的比例} = \frac{\text{拟应用免疫抑制药物的患者治疗前行结核病筛查的人数}}{\text{拟应用免疫抑制药物的患者总数}} \times 100\%$$

说明：免疫抑制剂包括细胞毒性药物及 TNF-α 受体拮抗剂、IL-1 受体拮抗剂、IL-6 受体拮抗剂、抗 CD20 单克隆抗体等增加结核感染或复发风险的生物制剂。

指标 GH-7：抗酸杆菌涂阳患者行分枝杆菌培养的比例

定义：指一定时期内，所有抗酸杆菌涂阳患者同时行分枝杆菌培养的人数占同期抗酸杆菌涂阳患者总数的比例。（现场核查样表见附件 2.23）

计算公式：

$$\text{抗酸杆菌涂阳患者行分枝杆菌培养的比例} = \frac{\text{抗酸杆菌涂阳患者行分枝杆菌培养的人数}}{\text{抗酸杆菌涂阳患者总数}} \times 100\%$$

说明 1：本指标包括所有门诊和住院患者，结果从实验室数据库中单独获取。

说明2："送检分枝杆菌培养时间" − "抗酸杆菌涂阳时间" <7天方可视为同时行分枝杆菌培养，见附件2.24。

指标GH-8：病原学阳性肺结核患者就诊至诊断肺结核时间间隔 <7 天的比例

定义：指一定时期内，所有病原学阳性肺结核患者中，就诊至诊断肺结核的时间间隔 <7 天的人数占诊断为肺结核的患者总数的比例。（现场核查样表见附件2.24）

计算公式：

$$\text{病原学阳性肺结核患者就诊至诊断肺结核时间间隔 <7 天的比例} = \frac{\text{肺结核患者就诊至诊断肺结核时间间隔 <7 天的人数}}{\text{诊断为肺结核的患者总数}} \times 100\%$$

说明：诊断肺结核的时间以报卡时间为准。

（四）基层医疗卫生机构

基层医疗卫生机构人员要强化对肺结核可疑症状者的认知和识别意识，积极推介肺结核可疑症状者。将家庭医生签约服务和国家基本公共卫生服务项目相结合，做好肺结核患者健康管理服务。

对基层医疗卫生机构考核的核心指标包括：

指标PH-1：患者规则服药率

定义：指一定时期内，该地区规则服药的患者数占同期辖区内已完成治疗的肺结核患者人数的比例。（现场核查样表见附件2.25）

计算公式：

$$\text{患者规则服药率（总体）} = \frac{\text{规则服药的患者人数}}{\text{同期辖区内停止治疗的患者人数}} \times 100\%$$

说明：应服药次数为开始治疗到停止治疗期间的服药次数。在整个疗程中，患者服药率达到90%及以上为规则服药，失访的患者为不规则服药。

指标PH-2：患者规范管理率

定义：指一定时期内，该地区指基层医疗卫生机构规范管理的肺结核

患者占应管理的肺结核患者比例。(现场核查样表见附件 2.25)

计算公式：

$$患者规范管理率 = \frac{规范管理的肺结核患者人数}{辖区内治疗管理的患者人数} \times 100\%$$

规范管理：指辖区内确诊的患者中，具有第一次入户随访记录，同时在患者治疗期间每月至少有 1 次随访和相应的随访记录。

四、组织实施

本考核手册由中国疾病预防控制中心结核病预防控制中心制定，并负责牵头组织实施，对各级结核病防治机构实施常规监测和年度考核，各省、地(市)、县(区)疾控中心负责组织实施本辖区结核病防治工作的日常考核。

(一) 国家级

中国疾病预防控制中心组建结核病综合质量控制专家组，成员包括卫生行政部门领导、公共卫生专家、临床专家和实验室领域专家。定期组织开展对省级、地(市)级和县(区)级疾控机构、定点医疗机构、非定点医疗机构和基层医疗卫生机构的考核。

(二) 省级

省级疾控中心组建省级结核病综合质量控制专家组，成员包括省级卫生行政部门领导、公共卫生专家、临床专家和实验室领域专家，组织开展对地(市)级和县(区)级疾控机构，以及辖区定点医疗机构、非定点医疗机构和基层医疗卫生机构的考核，配合国家级完成考核结果的验收复核工作。

(三) 地(市)级

地(市)级疾控中心(结防所)组建地市级结核病综合质量控制专家组，成员包括地市级卫生行政部门领导、公共卫生专家、临床专家和实验室领域专家，组织开展对县(区)级疾控机构，以及辖区定点医疗机构、非定点医疗机构和基层医疗卫生机构的考核,配合上级开展考核结果的验收复核工作。

(四)县(区)级

县(区)级疾控中心(结防所)组建县(区)级结核病综合质量控制专家组,成员包括县区级卫生行政部门领导、公共卫生专家、临床专家和实验室领域专家,组织开展对基层医疗卫生机构,以及辖区定点医疗机构、非定点医疗机构、基层医疗卫生机构的考核,并配合上级开展考核结果的验收复核工作。

五、考核结果的使用

国家级定期组织国家级结核病综合质量控制专家组对各省结核病防治工作进行考核,考核结果向各省(自治区、直辖市)通报,对考核未达标的省份,国家级将采取警告、限期整改等措施,督促工作任务完成;同时作为第二年重大公共卫生服务项目资金和基本公共卫生服务项目资金的分配依据。

省、地(市)、县(区)级应参考国家级的做法,充分发挥考核工作的优势,督促各地落实结核病防控措施。要将考核结果纳入机构的绩效考核内容,同时在医院等级评审、医保资金分配上,要把考核结果作为重要依据。

六、附件

附件 1　考核指标名称及目标值

编号	指标名称	主要考核机构	目标值
DH-1	肺结核患者病原学阳性率	定点医疗机构	50%
DH-2	利福平敏感 / 未知病原学阳性肺结核患者标准抗结核治疗方案使用率	定点医疗机构	85%

续表

编号	指标名称	主要考核机构	目标值
DH-3	门诊治疗肺结核患者随访检查率	定点医疗机构	95%
DH-4	肺结核患者成功治疗率	定点医疗机构	90%
DH-5	肺结核患者登记管理率	定点医疗机构	95%
DH-6	病原学阳性肺结核患者耐药筛查率	省级和地(市)级定点医疗机构	95%
DH-7	利福平耐药肺结核患者接受治疗率	省级和地(市)级定点医疗机构	90%
DH-8	利福平耐药肺结核患者初始规范治疗率	省级和地(市)级定点医疗机构	95%
DH-9	利福平耐药肺结核患者出院转诊率	省级和地(市)级定点医疗机构	95%
C-1	病原学阳性肺结核患者密切接触者筛查率	疾控机构	95%
C-2	HIV 感染者开展结核病检查比例	疾控机构	90%
C-3	重点人群接受预防性服药的比例	疾控机构	80%
C-4	报告肺结核患者和疑似肺结核患者总体到位率	疾控机构	95%
C-5	学校肺结核单病例预警信号响应及时率	疾控机构	95%
C-6	表型药敏试验熟练度测试覆盖比例	省级和地(市)级疾控机构	95%
C-7	结核分枝杆菌核酸检测能力验证覆盖比例	省级和地(市)级疾控机构	95%
C-8	结核分枝杆菌耐药基因快速检测能力验证覆盖比例	省级和地(市)级疾控机构	95%
C-9	痰涂片镜检盲法复检覆盖率	省级和地(市)级疾控机构	95%

续表

编号	指标名称	主要考核机构	目标值
GH-1	肺结核患者和疑似肺结核患者报告率	非定点医疗机构	95%
GH-2	肺结核患者和疑似肺结核患者转诊率	非定点医疗机构	95%
GH-3	单侧胸腔积液住院患者行结核病检查的比例	非定点医疗机构	80%
GH-4	咯血住院患者行结核病检查的比例	非定点医疗机构	80%
GH-5	拟长期应用全身糖皮质激素的患者治疗前行结核病筛查的比例	非定点医疗机构	70%
GH-6	拟应用免疫抑制药物的患者治疗前行结核病筛查的比例	非定点医疗机构	70%
GH-7	抗酸杆菌涂阳患者行分枝杆菌培养的比例	非定点医疗机构	50%
GH-8	病原学阳性肺结核患者就诊至诊断肺结核时间间隔 <7 天的比例	非定点医疗机构	80%
PH-1	患者规则服药率	基层医疗卫生机构	90%
PH-2	患者规范管理率	基层医疗卫生机构	90%

注:DH 定点医疗机构指标;C 疾控机构指标;GH 综合医疗机构指标;PH 基层医疗卫生机构指标。

附件 2 现场核查表

附件 2.1 肺结核患者病原学阳性率现场核查样表

患者登记号	诊断分类	痰涂片结果	痰培养结果	分子生物学检查结果	病原学结果

填表说明:

1. 来源于定点医疗机构结核门诊的患者病案。

2. 痰涂片结果:填写"1+、2+、3+、4+"或阴性,未查痰者写"未查"。

3. 痰培养结果:填写"1+、2+、3+、4+"或阴性,不能记录"—";未进行痰培养者填写"未查"。

4. 病原学结果中若痰涂片、痰培养、分子生物学中任一个呈阳性,则填写"阳性",全部呈阴性,则填写"阴性"。

附件 2.2 利福平敏感/未知病原学阳性肺结核患者标准抗结核治疗方案使用率现场核查样表

姓名	患者编号	年龄/岁	体重/kg	诊断	强化期抗结核药品及剂量							继续期抗结核药品及剂量						注射用抗结核药品	合并症,并发症
					治疗时间	药品						治疗时间	药品						
						H /mg	R /mg	Z /mg	E /mg	其他1 /mg	其他2 /mg		H /mg	R /mg	E /mg	其他1 /mg			

填表说明:

1. 如患者使用的药品为固定剂量复合制剂,计算各种药品含量填入相应栏目。

2. 合并症/并发症指影响抗结核药品使用的相关疾患,病案中有病程记录或检查异常结果异常检验单,填写具体病名,如肝损害、皮肤过敏反应、肾功能不全、硅肺等。

3. 治疗时间,填写强化期或继续期用药时间,以月计算。

4. 注射用抗结核药品,填写疗程中使用过的注射用抗结核药品名称。

5. 利福平敏感/未知病原学阳性肺结核患者标准抗结核治疗方案界定,须同时满足如下(1)~(3)。不规范治疗原因具体标注,如:药物过敏,肝功异常等,病案中存在依据。

(1)治疗方案采用标准抗结核治疗方案

A:肺结核(异烟肼敏感或未知):2HRZE/4HR(3HRZE/4HR):强化期2个月(痰菌不阴转3个月),异烟肼(H)+利福平(R)+吡嗪酰胺(Z)+乙胺丁醇(E);继续期4个月,异烟肼(H)+利福平(R)。

B:肺结核(异烟肼耐药):6-9RZELfx(或6-9RZE),Lfx(左氧氟沙星)。

C:结核性胸膜炎:2HRZE/7-10HRE:强化期使用HRZE方案治疗2个月,继续期使用HRE方案治疗7个月(重症患者,继续期延长3个月,治疗方案为2HRZE/10HRE)。

D:气管支气管结核,肺结核合并肺外结核:2HRZE/10HRE。

注:药品类别,包括散装抗结核药品和固定剂量复合制剂(FDC)。

(2)用药剂量:按千克体重足量用药。

(3)用法:口服用药。

6. 伴严重消化系统疾病或不能胃肠道进食患者除外(患者病案中有依据)。

附件 2.3 门诊治疗肺结核患者随访检查率现场核查样表

姓名	患者编号	诊断	时间 / 月				备注
			2	5(11)	6(12)	7(13)	

填表说明:

1. 病原学检查是肺结核患者治疗转归评价核心指标,因核酸检查不能作为疗效判定指标,故将分枝杆菌涂片显微镜检查、分枝杆菌分离培养作为结核常规随访检查评估内容。

2. 不同类别肺结核治疗疗程不同,随访时间不一样。肺结核病疗程 6 个月(2 个月末痰菌不阴转,强化期延长 1 个月,疗程 7 个月),随访时间为治疗后,2 个月、5 个月、6 个月(7 个月);气管支气管结核和结核性胸膜炎疗程 12 个月(2 个月末痰菌不阴转,强化期延长 1 个月,疗程 13 个月),随访时间为治疗后,2 个月、11 个月、12 个月(13 个月)。

3. 完成随访记录标准:患者完成抗结核治疗疗程中规定随访时间点所有随访,作为完成随访标准,缺失一次或以上视为未完成随访。患者在随访时间点 2 周以内完成均视为完成随访。在随访时间段完成分枝杆菌涂片显微镜检查、分枝杆菌分离培养任一项检查均视为完成随访检查。

附件 2.4 肺结核患者成功治疗率现场核查样表

患者登记号	诊断分类	病原学结果	停止治疗时间	停止治疗原因

填表说明:

1. 来源于定点医疗机构结核门诊的患者病案。

2. 病原学结果填写"阳性""阴性"。

3. 停止治疗时间填写 ××××年/××月/××日。

附件 2.5 肺结核患者登记管理率现场核查样表

患者来源(门诊/住院部)	门诊序号/住院病案号	患者姓名	性别	年龄	现住地址	诊断日期	诊断分类	患者登记号	登记日期	系统登记号	系统录入日期
(1)	(2)	(3)	(4)	(5)	(6)	(7)	(8)	(9)	(10)	(11)	(12)

填表说明:

1. (1)~(9)列来源于定点医疗机构结核门诊、住院部等科室的记录,根据患者信息到系统中获得患者登记信息,把系统中的登记日期、登记号(机构序号 - 年份 - 流水号)和录入日期分别填在(10)~(12)列。

2. 基本信息来源于定点医疗机构结核门诊、住院部等科室记录。

3. 登记日期、登记号(机构序号—年份—流水号)和录入日期来源于结核病监测系统。

附件 2.6 病原学阳性肺结核患者耐药筛查率现场核查样表

	实验室检查登记本			专报信息系统		
序号	患者姓名	性别	年龄	涂片结果报告日期	是否录入	是否开展利福平耐药检测	备注

填表说明：

地市疾控机构抽查定点医院实验室"实验室检查登记本"当年的痰涂片阳性初诊患者 10 例，与专报信息系统核对，是否录入，是否做利福平耐药检测。若未录入或未开展利福平耐药检测，均视为未做耐药筛查。

附件 2.7 利福平耐药肺结核患者接受治疗率现场核查样表

序号	患者姓名	性别	年龄	是否接受治疗	开始治疗日期	备注

填表说明：

地市级疾控机构在"耐药筛查登记本"随机抽取定点医院 10 例当年诊断的利福平耐药肺结核患者，查看病案确认患者是否开始治疗。

附件 2.8 利福平耐药肺结核患者初始规范治疗率现场核查样表

序号	患者姓名	性别	年龄	氟喹诺酮是否耐药	开始治疗日期	开始治疗方案	是否规范	备注

填表说明：

1. 地市级疾控机构随机抽取定点医院 10 例当年治疗的利福平耐药肺结核住院患者病案，查看开始治疗时的化疗方案是否规范。

2. 规范的判断依据如下：

(1)若为长疗程方案，有效药物需达到 4 种及以上。

(2)若为短疗程方案，采用《中国结核病预防控制工作规范(2020 年版)》推荐的方案。

附件 2.9 利福平耐药肺结核患者出院转诊率现场核查样表

序号	姓名	性别	年龄	出院日期	地市疾控机构是否收到出院后转诊信息	备注

填表说明：

地市级疾控机构随机抽取定点医院 10 例当年已经出院的利福平耐药肺结核，查阅和核对地市级疾控机构"利福平耐药肺结核患者追踪管理登记本"中是否记录了相应转诊信息。

附件 2.10.1　病原学阳性肺结核患者密切接触者筛查率现场核查样表

页码	密切接触者人数	有症状人数	无症状人数	无筛查结果

填表说明：

来源于病原学阳性肺结核患者密切接触者筛查登记本。

附件 2.10.2　学生肺结核患者接触者规范筛查率现场核查样表

县(区)名称	15 岁以下接触者		15 岁及以上接触者	
	应筛查人数	实际筛查人数	应筛查人数	实际筛查人数

填表说明：

1. 15 岁以下接触者实际筛查人数，为同时开展症状筛查和感染检测的人数，感染检测包括 TST 检测和 IGRA 检测。对于 TST 检测禁忌的接触者，同时开展了症状筛查即可认为实际筛查。

2. 15 岁及以上接触者实际筛查人数，为同时开展症状筛查、感染检测和胸片检查的人数，感染检测包括 TST 检测和 IGRA 检测。对于 TST 检测禁忌的接触者，同时开展了症状筛查和胸片检查即可认为实际筛查。

附件 2.11　重点人群接受预防性服药的比例现场核查样表

重点人群接受抗结核预防治疗检查单

姓名	编号	治疗方案	预防治疗开始时间	预防治疗完成时间	未纳入治疗原因	未完成治疗疗程原因	备注

重点人群接受抗结核预防治疗评估表

类别	应预防治疗数 / 例	预防治疗数 / 例	完成疗程数 / 例	备注
HIV 感染者				
5 岁以下密接者				

附件 2.12　报告肺结核患者和疑似肺结核患者总体
到位率现场核查样表

传报卡编号	姓名	住院 /重卡	到位诊断	患者登记号 / 门诊序号	未到位原因	备注

填表说明：

1. 来源于转诊追踪登记本。

2. 到位诊断为结核的要填写患者登记号，排除的要填写门诊序号。

3. 未到位填写原因，如：死亡；其他需要说明的在备注中说明。

附件 2.13　学校肺结核单病例预警信号响应及时率现场核查样表

县(区)名称	全年收到预警信号个数	预警时身份为学生的信号个数			预警时身份不是学生的信号个数			24 小时内核实信息并勾选疑似事件的预警信号个数
		信号总数(1)	核实后身份仍为学生的信号个数(2)	核实后身份不是学生的信号个数(3)	信号总数(4)	核实后身份变更为学生的信号个数(5)	核实后身份不是学生的信号个数(6)	

填表说明：

1. 全年收到预警信号数：来自传染病自动预警信息系统发出的短信数量。

2. (1)~(6)列数据来自"学生年龄段 / 教师肺结核患者信息核查表"。采用抽样调查的方式进行考核，抽取每季度第一个月的全部信息核查表，查询表中的"报告人群分类"和"核实后人群分类"，按照预警时身份是 / 不是学生分别统计。

3. 24 小时内核实信息并勾选疑似事件的预警信号数：来自传染病自动预警信息系统的记录。

附件 2.14　表型药敏试验熟练度测试覆盖比例现场核查样表

单位名称	是否具备开展表型药敏试验的必要设施	是否具备开展表型药敏试验的必要设备	负责操作表型药敏试验的人员是否参加过培训并规范操作	是否参加年度药敏试验熟练度测试	参加药敏试验熟练度测试方法是否为日常使用方法	表型药敏试验熟练度测试结果

填表说明：

依据结核病信息系统登记的表型药敏试验能力登记记录，现场核查实验室的硬件设施、设备及人员培训及操作情况，核查使用方法与熟练度测试方法的匹配性，核查熟练度测试结果。

附件 2.15　结核分枝杆菌核酸检测能力验证覆盖比例现场核查样表

单位名称	是否具备开展结核分枝杆菌核酸检测的必要设施(物理分区)及资质	是否具备开展结核分枝杆菌核酸检测的必要设备	负责操作结核分枝杆菌核酸检测的人员是否参加过培训并规范操作	是否参加年度结核分枝杆菌核酸检测能力验证	参加能力验证方法是否为日常使用方法	结核分枝杆菌核酸检测能力验证结果

填表说明:

依据结核病信息系统登记的结核分枝杆菌核酸检测能力登记记录,现场核查实验室的硬件设施、设备及人员培训及操作情况,核查使用方法与能力验证方法的匹配性,核查能力验证测试结果。

附件 2.16　结核分枝杆菌耐药基因快速检测能力验证覆盖比例现场核查样表

单位名称	是否具备开展结核分枝杆菌耐药基因快速检测的必要设施(物理分区)及资质	是否具备开展结核分枝杆菌耐药基因快速检测的必要设备	负责操作结核分枝杆菌耐药基因快速检测的人员是否参加过培训并规范操作	是否参加年度结核分枝杆菌耐药基因快速检测能力验证	参加能力验证方法是否为日常使用方法	结核分枝杆菌耐药基因快速检测能力验证结果

填表说明:

依据结核病信息系统登记的结核分枝杆菌耐药基因快速检测能力登记记录,现场核查实验室的硬件设施、设备及人员培训及操作情况,核查使用方法与能力验证方法的匹配性,核查能力验证测试结果。

附件 2.17　痰涂片镜检盲法复检覆盖率现场核查样表

单位名称	是否具备开展痰涂片镜检的必要设施(物理分区)	是否具备开展痰涂片镜检的必要设备	负责操作痰涂片镜检的人员是否参加过培训并规范操作	是否按照要求的频次参加痰涂片镜检盲法复检	痰涂片盲法复检结果

填表说明:

依据结核病信息系统登记的盲法复检登记记录,现场核查实验室的硬件设施、设备及人员培训及操作情况,核查盲法复检的组织频次及抽片情况,并核实盲法复检结果。

附件 2.18　肺结核患者和疑似肺结核患者报告率和转诊率现场核查样表

患者来源（门诊/住院部）	门诊序号/住院病案号	患者姓名	性别	年龄	现住地址	诊断日期	诊断分类	卡片编号	系统录入日期	转诊单开具日期	转诊机构
(1)	(2)	(3)	(4)	(5)	(6)	(7)	(8)	(9)	(10)	(11)	(12)

填表说明：

(1)~(8)列来源于该机构门诊、住院部等科室的记录，根据患者信息到系统中获得患者报卡信息，把系统中卡片编号（机构序号 - 年份 - 流水号）和录入日期分别填在(9)和(10)列，根据患者信息查找转诊单，将转诊单开具日期和转诊机构分别填在(11)和(12)列。

附件 2.19　单侧胸腔积液住院患者行结核病检查的比例现场核查样表

单侧胸腔积液住院患者登记号	最终诊断	是否行胸腔积液抗酸杆菌涂片	是否行胸腔积液结核分枝杆菌培养	是否行胸腔积液结核分枝杆菌核酸检测	是否行结核确诊相关检查

填表说明：

胸腔积液抗酸杆菌涂片、结核分枝杆菌培养和结核分枝杆菌核酸检测 3 项之中至少有 1 项为"是"即视为进行了结核确诊相关检查，最后一栏填写"是"，否则填写"否"。

附件 2.20　咯血住院患者行结核病检查的比例现场核查样表

咯血住院患者登记号	最终诊断	是否行抗酸杆菌涂片	是否行结核分枝杆菌培养	是否行结核分枝杆菌核酸检查	是否行结核确诊相关检查

填表说明：

抗酸杆菌涂片、结核分枝杆菌培养和结核分枝杆菌核酸检测 3 项之中至少有 1 项为"是"即视为进行了结核确诊相关检查，最后一栏填写"是"，否则填写"否"。

附件 2.21 拟长期应用全身糖皮质激素的患者治疗前行
结核病筛查的比例现场核查样表

拟长期应用全身糖皮质激素的患者登记号	诊断	是否行影像学检查		是否行免疫学检查		是否行结核相关筛查
		胸部 X 线	胸部 CT	TST	IGRA	

填表说明：

只有当影像学检查和免疫学检查分别至少有 1 项为"是"方可视为进行了结核确诊相关检查，最后一栏填写"是"，否则填写"否"。

附件 2.22 拟应用免疫抑制药物的患者治疗前行结核病
筛查的比例现场核查样表

拟长期应用免疫抑制药物的患者登记号	诊断	是否行影像学检查		是否行免疫学检查		是否行结核相关筛查
		胸部 X 线	胸部 CT	TST	IGRA	

填表说明：

1. 免疫抑制剂包括细胞毒性药物及 TNF-α 受体拮抗剂、IL-1 受体拮抗剂、IL-6 受体拮抗剂、抗 CD20 单克隆抗体等增加结核感染或复发风险的生物制剂。

2. 只有当影像学检查和免疫学检查分别至少有 1 项为"是"方可视为进行了结核确诊相关检查，最后一栏填写"是"，否则填写"否"。

附件 2.23 抗酸杆菌涂阳患者行分枝杆菌培养的比例现场核查样表

抗酸杆菌涂阳的患者登记号	抗酸杆菌涂阳时间（ 年 月 日）	送检分枝杆菌培养时间（ 年 月 日）	是否同时行分枝杆菌培养

填表说明：

1. 本指标包括所有门诊和住院患者，结果从实验室数据库中单独获取。

2. 只有"送检分枝杆菌培养时间"–"抗酸杆菌涂阳时间"<7 天方可视为同时行分枝杆菌培养，最后一栏填写"是"，否则填写"否"。

附件 2.24 病原学阳性肺结核患者就诊至
诊断肺结核时间间隔 <7 天的比例现场核查样表

肺结核患者登记号	就诊时间	诊断肺结核时间	就诊至诊断肺结核时间间隔	就诊至诊断肺结核时间间隔是否 <7 天

填表说明：

诊断肺结核的时间以报卡时间为准。

附件 2.25 患者规则服药率、规范管理率现场核查样表

患者登记号	患者姓名	诊断分类	登记分类	第一次入户访视时间	应服药次数	实际服药次数	应访视次数	实际访视次数

填表说明：

信息来源于患者病案、肺结核患者服药卡以及"第一次入户随访记录表"等。

附件 3 评分表

编号	指标名称	主要考核机构	目标值	常规监测		现场核查		综合分值
				率	分值	率	分值	
DH-1	肺结核患者病原学阳性率	定点医疗机构	50%					
DH-2	利福平敏感/未知病原学阳性肺结核患者标准抗结核治疗方案使用率	定点医疗机构	85%	—				
DH-3	门诊治疗肺结核患者随访检查率	定点医疗机构	95%	—				
DH-4	肺结核患者成功治疗率	定点医疗机构	90%					
DH-5	肺结核患者登记管理率	定点医疗机构	95%	—				
DH-6	病原学阳性肺结核患者耐药筛查率	省级和地(市)级定点医疗机构	95%					
DH-7	利福平耐药肺结核患者接受治疗率	省级和地(市)级定点医疗机构	90%	—				
DH-8	利福平耐药肺结核患者初始规范治疗率	省级和地(市)级定点医疗机构	95%	—				
DH-9	利福平耐药肺结核患者出院转诊率	省级和地(市)级定点医疗机构	95%	—				
C-1	病原学阳性肺结核患者密切接触者筛查率	疾控机构	95%					
C-2	HIV 感染者开展结核病检查比例	疾控机构	90%					

编号	指标名称	主要考核机构	目标值	常规监测		现场核查		综合分值
				率	分值	率	分值	
C-3	重点人群接受预防性服药的比例	疾控机构	80%	—				
C-4	报告肺结核患者和疑似肺结核患者总体到位率	疾控机构	95%	—				
C-5	学校肺结核单病例预警信号响应及时率	疾控机构	95%					
C-6	表型药敏试验熟练度测试覆盖比例	省级和地(市)级疾控机构	95%	—				
C-7	结核分枝杆菌核酸检测能力验证覆盖比例	省级和地(市)级疾控机构	95%					
C-8	结核分枝杆菌耐药基因快速检测能力验证覆盖比例	省级和地(市)级疾控机构	95%					
C-9	痰涂片镜检盲法复检覆盖率	省级和地(市)级疾控机构	95%					
GH-1	肺结核患者和疑似肺结核患者报告率	非定点医疗机构	95%					
GH-2	肺结核患者和疑似肺结核患者转诊率	非定点医疗机构	95%					
GH-3	单侧胸腔积液住院患者行结核病检查的比例	非定点医疗机构	80%					
GH-4	咯血住院患者行结核病检查的比例	非定点医疗机构	80%					
GH-5	拟长期应用全身糖皮质激素的患者治疗前行结核病筛查的比例	非定点医疗机构	70%					
GH-6	拟应用免疫抑制药物的患者治疗前行结核病筛查的比例	非定点医疗机构	70%					
GH-7	抗酸杆菌涂阳患者行分枝杆菌培养的比例	非定点医疗机构	50%					

续表

编号	指标名称	主要考核机构	目标值	常规监测		现场核查		综合分值
				率	分值	率	分值	
GH-8	病原学阳性肺结核患者转诊至诊断肺结核时间间隔 <7 天的比例	非定点医疗机构	80%					
PH-1	患者规则服药率	基层医疗卫生机构	90%					
PH-2	患者规范管理率	基层医疗卫生机构	90%					

评分标准：

1. 目标值为 50% 的指标：≥ 50%=10 分、40%~50%=8 分、30%~40%=6 分、≤ 30%=4 分

目标值为 70% 的指标：≥ 70%=10 分、40%~70%=8 分、30%~40%=6 分、≤ 30%=4 分

目标值为 80% 的指标：≥ 80%=10 分、70%~80%=8 分、60%~70%=6 分、≤ 60%=4 分

目标值为 85% 的指标：≥ 85%=10 分、70%~85%=8 分、60%~70%=6 分、≤ 60%=4 分

目标值为 90% 的指标：≥ 90%=10 分、75%~90%=8 分、60%~75%=6 分、≤ 60%=4 分

目标值为 95% 的指标：≥ 95%=10 分、80%~95%=8 分、60%~80%=6 分、≤ 60%=4 分

2. 对于仅从现场考核获得的指标的"综合分值"= 现场核查分值。

对于常规监测指标的综合分值需综合考核"常规监测"分值和"现场考核"分值,各占 50%。

3. 机构评分为该机构各指标分值的平均值。

4. 地区综合得分为该地区各机构得分的平均值。